Bariatrische Chirurgie
(Adipositaschirurgie)

oder
(Chirurgie zur Gewichtsreduktion)

Alles was du wissen musst

Dr. Sheila Harrison

Haftungsausschluss

Dieser Inhalt dient der allgemeinen Information über die Erkrankung und soll Sie in die Lage versetzen, bei Bedarf umgehend ärztliche Hilfe in Anspruch zu nehmen, um Komplikationen vorzubeugen. Es muss unbedingt betont werden, dass diese Informationen keinen Ersatz für die Konsultation eines qualifizierten Arztes darstellen. Der Bereich der medizinischen Wissenschaft entwickelt sich ständig weiter und aufgrund der Dynamik des medizinischen Wissens empfehlen wir, den Rat eines Experten einzuholen, wenn Sie auf Unstimmigkeiten stoßen oder beabsichtigen, auf der Grundlage der in diesem Inhalt enthaltenen Informationen Maßnahmen zu ergreifen. Missachten Sie niemals die professionelle medizinische Beratung und verzögern Sie niemals die Behandlung auf der Grundlage von Informationen, die Sie online, einschließlich dieses Materials, oder aus einer anderen Online-Quelle gelesen haben. Denken Sie immer daran, dass das Internet Sie nicht heilen kann. Heilung kommt vielmehr durch die Führung medizinischer Fachkräfte und die Vorsehung Gottes zustande.

Inhaltsverzeichnis

Abschnitt 1

Adipositaschirurgie

Eine bariatrische Operation, oft auch als Operation zur Gewichtsreduktion bekannt, ist eine medizinische Behandlung, die bei Menschen durchgeführt wird, die übergewichtig sind und nicht abgenommen haben, wobei traditionelle Techniken wie Diät und Bewegung zum Einsatz kommen. Es gibt verschiedene Arten der bariatrischen Chirurgie, die Ärzte individuell empfehlen. Ziel der Operation ist es, den Patienten dabei zu helfen, eine erhebliche und langfristige Gewichtsabnahme zu erreichen. Gewichtsverlust kann die allgemeine Gesundheit und Lebensqualität verbessern.

Adipositas: Chirurgische Eingriffe werden in der Regel in Krankenhäusern oder chirurgischen Zentren von qualifizierten Chirurgen mit einer Ausbildung in Gewichtsreduktion Chirurgie durchgeführt. Sie führen diese Operation unter Vollnarkose durch.

Arten der eingesetzten chirurgischen Techniken

Ärzte wählen bestimmte chirurgische Verfahren basierend auf der Art der durchgeführten bariatrischen Operation aus.

Zu den am weitesten verbreiteten Techniken gehören:

- **Laparoskopische Chirurgie:** Die Methode ist nicht-invasiv. Bei laparoskopischen Eingriffen werden kleine Einschnitte im Bauch vorgenommen. Zur Durchführung der Operation setzen die Chirurgen hochentwickelte chirurgische Instrumente sowie eine Kamera ein. Die laparoskopische Chirurgie beschleunigt die Heilung, indem sie die Genesungszeit, Blutungen, Schnittgröße, Schmerzen und Narben reduziert.

- **Offene Operation:**Die Laparotomie, oft auch als offene Operation bekannt, wird durch einen breiten Schnitt im Bauchraum durchgeführt. Bei der Laparotomie bildet ein Chirurg häufig eine kleine Tasche im Magen und leitet den Dünndarm in diese Tasche um, wobei er Teile des Magens und des Dünndarms umgeht. Dies schränkt die Nahrungsmenge ein, die der Patient aufnehmen und absorbieren kann, was zu einem Gewichtsverlust führt.

Normalerweise werden Patienten nach der Operation zur Heilung einige Tage ins Krankenhaus eingeliefert, bevor sie entlassen werden. Um den Fortschritt zu bewerten und kontinuierliche Hilfe zu leisten, sind Folgegespräche mit dem Chirurgen und anderen Gesundheitsexperten erforderlich.

Wann wird eine bariatrische Operation empfohlen?

Personen mit einem BMI von 40 oder höher kann eine bariatrische Operation empfohlen werden. Sie können auch Personen mit einem BMI von 35 oder höher und mindestens einem durch Fettleibigkeit bedingten Gesundheitsproblem zu einer Operation raten. Typ-2-Diabetes, Bluthochdruck, Schlafapnoe und Gelenkbeschwerden sind allesamt durch Fettleibigkeit bedingte Krankheiten. Laut Ärzten könnten Personen mit einem BMI zwischen 30 und 35 möglicherweise von einer bariatrischen Operation profitieren. Personen unter diesen Umständen müssen aufgrund ihrer Fettleibigkeit ernsthafte Gesundheitsprobleme haben und es nicht geschafft haben, mit anderen Mitteln eine Gewichtsabnahme zu erreichen und aufrechtzuerhalten.

Wenn alternative Behandlungsmethoden zur Gewichtsabnahme nicht zur Erzielung und Aufrechterhaltung des Gewichtsverlustes führen, kann eine bariatrische Operation empfohlen werden. Diät und Bewegung sind zwei Techniken zur Gewichtsabnahme. Die Operation kann zu einem erheblichen Gewichtsverlust und zur Verbesserung oder Lösung von Gesundheitsproblemen im Zusammenhang mit Fettleibigkeit führen. Es ist wichtig zu verstehen, dass die bariatrische Chirurgie ein wichtiger Eingriff ist. Es sollte erst in Betracht gezogen werden, nachdem alle anderen Verfahren zur Gewichtsabnahme versucht und fehlgeschlagen sind.

Jede Instanz ist jedoch einzigartig. Bevor Sie sich für eine bariatrische Operation entscheiden, sollten Sie sich von einem Gesundheitsexperten beraten lassen. Nur qualifizierte Ärzte können die Risiken und Vorteile in Abhängigkeit von den individuellen Faktoren analysieren, was von entscheidender Bedeutung ist.

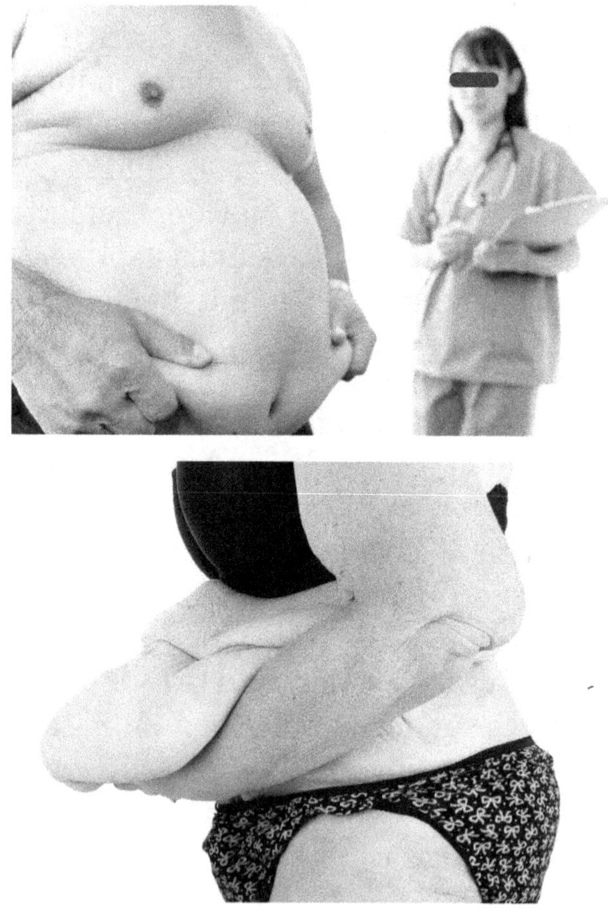

Sektion 2

Die verschiedenen Arten der bariatrischen Chirurgie

Die bariatrische Chirurgie wird in zahlreiche Kategorien eingeteilt. Zu den Eingriffen gehören Magenbypass, Schlauchmagen, verstellbares Magenband und biliopanische Umleitung mit Duodenal-Switch. Jede der Methoden verfolgt einen eigenen Ansatz zur Gewichtsabnahme.

Die folgenden Arten der bariatrischen Chirurgie sind am häufigsten:

- **Magenbypass-Operation:**Die bariatrische Chirurgie umfasst die Magenbypass-Operation. Dabei entsteht ein winziger Magenbeutel. Der Dünndarm wird dann vom Chirurgen in diesen Beutel umgeleitet. Dadurch wird der Großteil des Magens und des oberen Dünndarms umgangen. Dadurch ist die Fähigkeit des Patienten, Mahlzeiten auf einmal zu sich zu nehmen, eingeschränkt. Auch der vom Chirurgen bei einer Magenbypass-Operation angelegte Bypass beeinflusst die Nährstoffaufnahme. Diese Technik wird von Chirurgen häufig laparoskopisch durchgeführt. Dies erreichen sie durch kleine Schnitte im Bauchraum. Die Behandlung wird mit einer winzigen Kamera und chirurgischen Geräten durchgeführt.

- **Hülsen Gastrektomie:Eine** andere Art der bariatrischen Operation ist die Schlauchmagenoperation. Bei einer Schlauchmagen Operation entfernt der Chirurg einen großen Teil des Magens. Dies führt zu einem kompakten, bananenförmigen Magen. Dadurch wird die Nahrungsmenge, die gleichzeitig verzehrt werden kann, begrenzt. Auch das Hungerhormon Ghrelin wird durch eine Schlauchmagen Operation reduziert, was die Appetitkontrolle unterstützen kann.

- **Verstellbares Magenband:**Eine Operation zur Gewichtsreduktion dieser Art wird als verstellbares Magenband bezeichnet. Beim verstellbaren Magenband wird ein Silikonband um den oberen Teil des Magens gewickelt. Dieser Vorgang führt dazu, dass der Magen in zwei ungleichmäßige Teile geteilt wird. Der obere Teil fungiert als Ersatzmagen, begrenzt die Nahrungsaufnahme und unterstützt die Gewichtsabnahme. Beim Anpassen des Bandes wird Flüssigkeit durch einen winzigen Kanal unter der Haut injiziert oder entnommen.

- **Biliopankreatische Diversion mit duodenalem Switch:**BPD/DS (Biliopankreatische Diversion mit Zwölffingerdarmschalter) ist eine Art von Operation zur Gewichtsreduktion, die aus zwei Operationen besteht. Der erste Schritt der biliopankreatischen Diversion besteht in der

Entfernung eines großen Teils des Magens. Dies führt zu einem kleineren, röhrenförmigen Magen. Der zweite Schritt bei der biliopankreatischen Umleitung Technik besteht darin, den Dünndarm in den neuen Magen umzuleiten.

Dies wird erreicht, indem ein Großteil des Dünndarms umgangen und weiter unten im Darm wieder angebracht wird. Dies hat zur Folge, dass die Nahrungsmenge, die Patienten zu sich nehmen können, begrenzt wird. Die biliopanische Diversion verringert die Aufnahme von Kalorien und Nährstoffen aus der Nahrung. Medizinische Experten halten BPD/DS für eine schwierige Operation. Sie kommt nicht so häufig vor wie andere Arten von Operationen zur Gewichtsabnahme. Magenbypass und Schlauchmagen sind zwei Beispiele für solche Verfahren.

Es ist wichtig, einen sachkundigen Gesundheitsexperten zu den Gefahren und Vorteilen von BPD/DS zu konsultieren. Dies geschieht, um festzustellen, ob es zu den Gewichtsverlust-Zielen und den Gesundheitsanforderungen einer Person passt.

- **Intragastrischer Ballon:**Der infragastrische Ballon ist eine nicht-chirurgische und minimalinvasive Technik zur Gewichtsreduktion, bei der ein entleerter Silikonballon durch den Mund in den Magen eingeführt und mit

Kochsalzlösung gefüllt wird. Der Ballon nimmt Magenraum ein. Dies führt zu einem Sättigungsgefühl und begrenzt die Nahrungsmenge, die verzehrt werden darf. Diese Operation wird normalerweise von Chirurgen unter Narkose durchgeführt und dauert etwa 20 bis 30 Minuten. Nach sechs Monaten wird der Ballon entfernt. Langfristiger Erfolg erfordert Anpassungen des Lebensstils wie Ernährung und Bewegung. Ärzte glauben normalerweise, dass diese Technik sicher ist.

Es sind jedoch Gefahren und Folgen zu berücksichtigen, wie z. B. Übelkeit, Erbrechen und Blasenentleerung. Diese Behandlungen unterscheiden sich in ihrer Wirkungsweise, dienen aber demselben Ziel. Ihr Zweck besteht darin, den Magen zu verkleinern oder die Fähigkeit des Körpers, Mahlzeiten aufzunehmen, zu verringern. Die gewählte Technik wird von einer Reihe von Faktoren bestimmt, darunter der Krankengeschichte des Patienten, dem Body-Mass-Index (BMI) und persönlichen Vorlieben. Um die geeignete Vorgehensweise für bestimmte Umstände zu ermitteln, ist es wichtig, einen zertifizierten Gesundheitsexperten zu konsultieren.

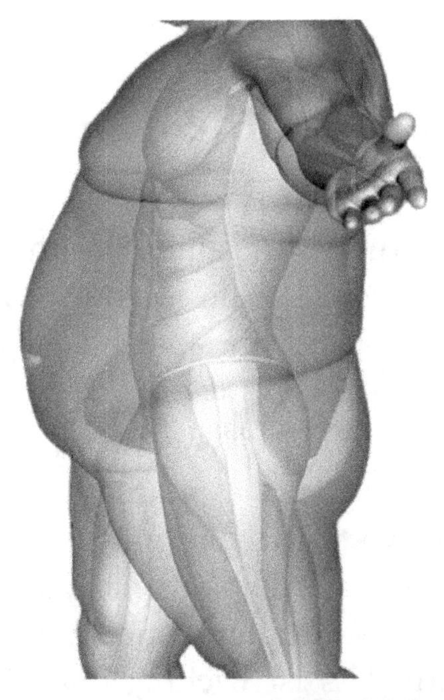

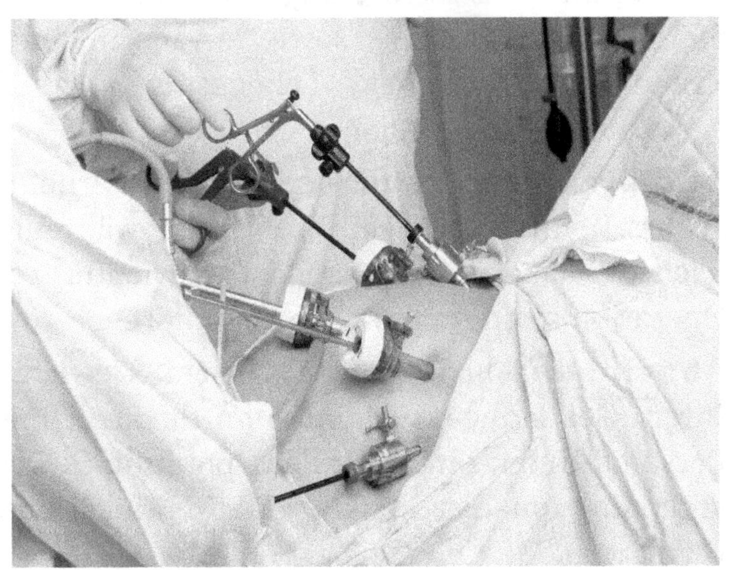

Sektion 3

So bereiten Sie sich auf eine bariatrische Operation vor

Die Vorbereitung auf eine bariatrische Operation erfordert eine Reihe von Schritten, um sicherzustellen, dass Sie sowohl körperlich als auch emotional auf den Eingriff vorbereitet sind. Hier einige allgemeine Vorbereitungstipps:

- **Treffen Sie sich mit Ihrem Gesundheitsteam:** Sie müssen Ihren Chirurgen, einen registrierten Ernährungsberater und möglicherweise andere medizinische Fachkräfte konsultieren. Es ist wichtig, dass Sie den Eingriff, mögliche Gefahren sowie Änderungen der Ernährung und des Lebensstils mit ihnen besprechen.

- **Aufhören zu rauchen:**Rauchen erhöht die Wahrscheinlichkeit von Problemen während und nach der Operation. Daher ist es wichtig, vor der Operation mit dem Rauchen aufzuhören.

- **Abnehmen:**Abhängig von Ihrem Gewicht und Ihrem Gesundheitszustand kann Ihr medizinisches Personal Ihnen raten, vor der Operation Gewicht zu verlieren, um das Risiko von Komplikationen zu verringern.

- **Befolgen Sie eine spezielle Diät:**Vor einer bariatrischen Operation wird Ihnen Ihr Ernährungsberater höchstwahrscheinlich eine bestimmte Diät geben, die Sie befolgen müssen, um Ihren Körper auf die Behandlung vorzubereiten und die Größe Ihrer Leber zu verringern.

- **Besuchen Sie Lehrveranstaltungen:**Viele Programme für bariatrische Chirurgie bieten Aufklärungs-Workshops an, um Patienten dabei zu helfen, mehr über den Eingriff, den Genesungsprozess und die wesentlichen Änderungen des Lebensstils für langfristigen Erfolg zu erfahren.

- **Ändern Sie Ihren Lebensstil:**Diese Operation ist keine schnelle Behandlung zur Gewichtsabnahme. Um erfolgreich zu sein, erfordert die bariatrische Chirurgie erhebliche Anpassungen des Lebensstils. Möglicherweise müssen Sie regelmäßig Sport treiben, mit dem Rauchen aufhören und Ihre Ernährung umstellen.

- **Gehen Sie auf eine emotionale Gesundheit ein:**Eine bariatrische Operation kann einen erheblichen Einfluss auf die emotionale Gesundheit haben. Daher müssen eventuell auftretende emotionale Bedenken berücksichtigt werden. In diesem Sinne können Selbsthilfegruppen, Beratung und andere Ressourcen hilfreich sein.

Sektion 4
Risikofaktoren im Zusammenhang mit bariatrischer Chirurgie

Eine bariatrische Operation birgt, wie jede andere Operation auch, einige Risiken und Bedenken. Im Folgenden sind einige der Gefahren aufgeführt, die mit einer bariatrischen Operation verbunden sind:

- **Blutung:** Während oder nach einer bariatrischen Operation besteht die Gefahr von Blutungen, die eine Bluttransfusion erforderlich machen können.

- **Infektion:** Bei jeder Operation besteht die Möglichkeit einer Infektion. Unter bestimmten Umständen können zur Behandlung einer Infektion Antibiotika erforderlich sein.

- **Blutgerinnsel:** In seltenen Fällen kann es nach einer bariatrischen Operation zu Blutgerinnseln in den Beinen kommen. Medikamente und frühzeitige Mobilisierung können helfen, sie zu verhindern.

- **Leckage:** Insbesondere nach einer Magenbypass-Operation ist eine Undichtigkeit der Operationsstelle möglich. Infektionen, Sepsis und andere Probleme können die Folge sein.

- **Unterernährung:** Bei einer bariatrischen Operation kann es zu Unterernährung kommen, insbesondere wenn der Patient nach der Operation keine angemessene Diät einhält.

- **Dumping-Syndrom:**In einigen Fällen einer Magenbypass-Operation kann ein Dumping-Syndrom auftreten. Wenn Nahrung zu schnell vom Magen in den Dünndarm gelangt, gelangt sie in den Dünndarm. Übelkeit, Erbrechen, Durchfall und Magenkrämpfe sind mögliche Symptome.

- **Gallensteine:**Aufgrund von Veränderungen im Gallensäure-Kreislauf nach einer bariatrischen Operation kann ein schneller Gewichtsverlust das Risiko für die Entstehung von Gallensteinen erhöhen.

- **Striktur:**Nach einer bariatrischen Operation kann es zu einer Anastomosenstenose oder einer Verengung des Magens oder Darms kommen, was zu Verstopfungen führt.

- **Hernie:**An der Einschnittstelle oder in der Bauchdecke kann sich ein Leistenbruch entwickeln.

Bevor Sie eine Entscheidung treffen, ist es wichtig, die Risiken und Vorteile einer bariatrischen Operation mit einem erfahrenen Gesundheitsexperten zu prüfen. In vielen Fällen überwiegen die Vorteile des Verfahrens die Risiken, insbesondere für diejenigen, die stark übergewichtig sind und alles andere versucht haben, um abzunehmen.

Abschnitt 5

Genesung nach einer bariatrischen Operation

Die Genesung nach einer bariatrischen Operation umfasst sowohl körperliche als auch emotionale Rehabilitation. Hier sind einige allgemeine Hinweise, die Ihnen bei Ihrer Genesung nach der Operation helfen sollen:

- **Befolgen Sie die Anweisungen Ihres Arztes:**Für eine ordnungsgemäße Genesung nach einer bariatrischen Operation ist es wichtig, die Anweisungen Ihres Arztes sorgfältig zu befolgen, einschließlich der Einnahme aller empfohlenen Medikamente, der Wahrnehmung von Folgeterminen und der Einhaltung von Ernährungs- und Aktivitätsempfehlungen.

- **Steigern Sie die körperliche Aktivität schrittweise:** Sie sollten so bald wie möglich nach der Operation mit dem Umzug beginnen. Sie sollten jedoch für viele Wochen nach der Operation schwere Aktivitäten vermeiden. Da körperliche Bewegung ein entscheidender Teil des Genesungsprozesses nach einer bariatrischen Operation ist, wird Ihr Arzt Ihnen konkrete Ratschläge dazu geben, wann und wie Sie wieder mit dem Training beginnen sollten.

- **Fokus auf Ernährung:**Nach einer bariatrischen Operation müssen Sie eine strenge Diät einhalten, um eine optimale Heilung und Erholung zu fördern und eine maximale Gewichtsabnahme zu erreichen. Ihr Arzt oder ein ausgebildeter Ernährungsberater kann Sie beraten, welche Mahlzeiten Sie zu sich nehmen sollten, wie viel Sie essen sollten und wie oft Sie diese essen sollten.

- **Trinken Sie genug:**Um eine Dehydrierung zu minimieren, ist es wichtig, nach der Operation ausreichend Flüssigkeit zu sich zu nehmen. Dehydrierung kann Ihre Genesung nach einer bariatrischen Operation beeinträchtigen. Ihr Arzt wird Sie darüber informieren, wie viel Flüssigkeit Sie trinken sollten und welche Art von Flüssigkeit Sie trinken sollten.

- **Achten Sie auf Ihre Schnitte:**Um Infektionen zu vermeiden, halten Sie die Schnittstellen sauber und trocken. Ihr Arzt wird Sie ausführlich zur Pflege der Schnitte beraten, damit Sie sich schnellstmöglich von der bariatrischen Operation erholen können.

- **Gehen Sie auf eine emotionale Gesundheit ein:**Eine bariatrische Operation kann einen erheblichen Einfluss auf die emotionale Gesundheit haben. Daher müssen eventuell auftretende emotionale Bedenken berücksichtigt werden. Selbsthilfegruppen, Therapie und andere Hilfsmittel können während des Genesungsprozesses nach einer bariatrischen Operation hilfreich sein.

- **Bitte haben Sie Geduld:**Der Gewichtsverlust bei einer bariatrischen Operation verläuft in der Regel langsam. Signifikante Ergebnisse können mehrere Monate dauern. Es ist wichtig, geduldig zu sein und sich auf die Schaffung langfristiger Verbesserungen des Lebensstils zu konzentrieren.

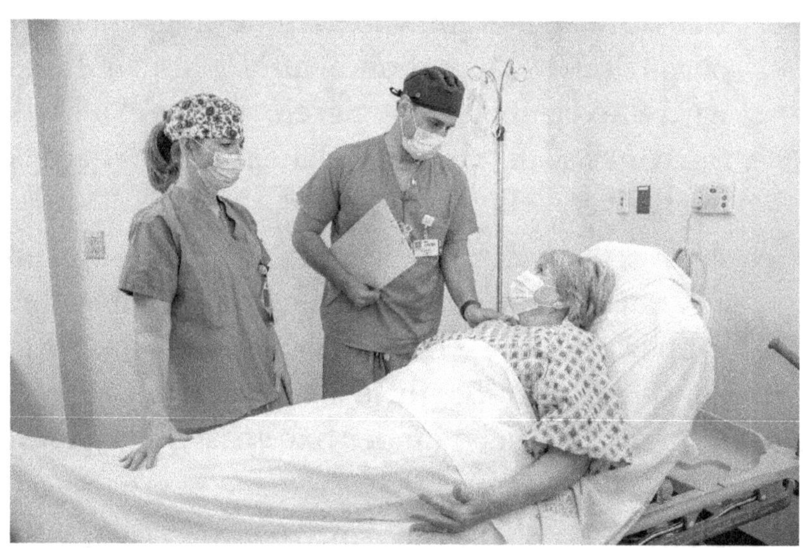

Abschnitt 6

Leben nach der bariatrischen Chirurgie

Nach einer bariatrischen Operation kann das Leben sowohl angenehm als auch schwierig sein. Der Eingriff kann Ihnen beim Abnehmen helfen und verschiedene gesundheitliche Probleme lindern, erfordert jedoch auch erhebliche Änderungen des Lebensstils, um einen langfristigen Erfolg sicherzustellen. Hier sind einige allgemeine Hinweise zur Gewöhnung an das Leben nach einer bariatrischen Operation:

- **Befolgen Sie die Ratschläge Ihres medizinischen Teams:**Ihr medizinisches Team wird Ihnen spezielle Anweisungen zu Ernährung, Bewegung und Pflege nach der Operation geben. Es ist wichtig, diese Anweisungen zu befolgen, um langfristigen Erfolg zu erzielen und Schwierigkeiten zu vermeiden.

- **Ernähren Sie sich nährstoffreich:**Um eine gute Genesung und Gewichtsabnahme nach einer bariatrischen Operation zu fördern, müssen Sie eine spezielle Diät einhalten. Ihr Arzt oder ein ausgebildeter Ernährungsberater kann Sie beraten, welche Mahlzeiten Sie zu sich nehmen sollten, wie viel Sie essen sollten und wie oft Sie diese essen sollten.

- **Bleibe aktiv:**Regelmäßige körperliche Aktivität ist für die Gewichtsabnahme und die allgemeine Gesundheit unerlässlich. Ihr medizinisches Personal kann Sie beraten, wann und wie Sie nach der Operation wieder mit dem Training beginnen können.

- **Nehmen Sie an Folgeterminen teil:**Regelmäßige Nachsorgetermine mit Ihrem Gesundheitsteam sind wichtig, um Ihre Fortschritte zu überwachen und Ihren Behandlungsplan anzupassen.

- **Sei geduldig:**Der Gewichtsverlust nach einer bariatrischen Operation verläuft in der Regel schleichend und es kann mehrere Monate dauern, bis signifikante Ergebnisse sichtbar werden. Es ist wichtig, geduldig zu sein und sich auf nachhaltige Veränderungen des Lebensstils zu konzentrieren.

- **Gewöhnen Sie sich an einen neuen Lebensstil:**Eine bariatrische Operation erfordert erhebliche Änderungen des Lebensstils, einschließlich einer Umstellung der Ernährung, Bewegung und Selbstpflege. Es ist wichtig, sich an diesen neuen Lebensstil anzupassen und Gewohnheiten zu entwickeln, die den langfristigen Erfolg unterstützen.

Abschnitt 7

Vor- und Nachteile der bariatrischen Chirurgie

Eine bariatrische Operation kann zu einem langfristigen Gewichtsverlust und zur Lösung von durch Fettleibigkeit bedingten Krankheiten führen. Allerdings birgt sie chirurgische Risiken, Ernährungsmängel und psychologische Probleme, sodass der Einzelne die Vorteile gegen die möglichen Nachteile abwägen muss, bevor er mit der Operation fortfährt.

Die bariatrische Chirurgie wird als realistische Option für Menschen mit schwerer Fettleibigkeit immer beliebter. Bei diesem chirurgischen Eingriff wird versucht, die Gewichtsabnahme zu erleichtern, indem der Magen verkleinert oder die Struktur des Verdauungssystems verändert wird. In diesem Beitrag werden wir die Vor- und Nachteile der bariatrischen Chirurgie untersuchen.

Vorteile der bariatrischen Chirurgie

Hier sind einige der möglichen Vorteile der bariatrischen Chirurgie:

- **Dauerhafter Gewichtsverlust:** Eine bariatrische Operation ermöglicht einen großen und langfristigen Gewichtsverlust. Gewichtsverlust infolge einer bariatrischen Operation verbessert die

Gesundheitsergebnisse, senkt das Risiko von durch Fettleibigkeit bedingten Krankheiten und verbessert die allgemeine Lebensqualität.

- **Lösung komorbider medizinischer Störungen:**Bei vielen Menschen, die sich einer bariatrischen Operation unterziehen, kommt es zu einer deutlichen Besserung oder vollständigen Heilung von durch Fettleibigkeit bedingten Erkrankungen. Beispiele hierfür sind Bluthochdruck, Schlafapnoe und Gelenkschmerzen. PCOS kann auch von einer bariatrischen Operation profitieren. Dies kann zu einer geringeren Abhängigkeit von Medikamenten und verbesserten langfristigen Gesundheitsaussichten führen. Auch Typ-2-Diabetes kann von einer bariatrischen Operation profitieren.

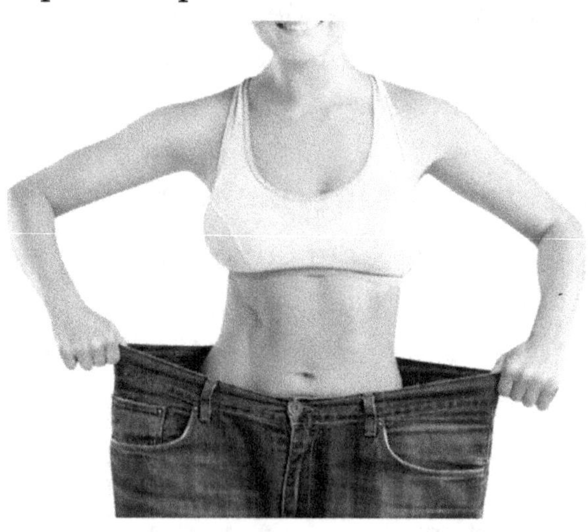

Nachteile der bariatrischen Chirurgie

Im Folgenden sind einige der potenziellen Nachteile und Gefahren aufgeführt, die mit einer bariatrischen Operation verbunden sind:

- **Chirurgische Risiken:**Eine bariatrische Operation birgt, wie jeder chirurgische Eingriff, Risiken. Zu diesen Gefahren gehören die Möglichkeit einer Infektion, Blutung, Blutgerinnsel und Anästhesie Reaktionen. Die Eintrittswahrscheinlichkeit solcher Gefahren ist gering. Es ist jedoch wichtig, sie offen mit einem Gesundheitsexperten zu besprechen.

- **Mangelernährung:**Eine bariatrische Operation kann die Fähigkeit des Körpers beeinträchtigen, bestimmte Nährstoffe aufzunehmen. Um Defiziten vorzubeugen, kann eine lebenslange Vitamin- und Mineralstoffergänzung erforderlich sein. Um einen angemessenen Ernährungszustand aufrechtzuerhalten, sind regelmäßige Überwachung und Einhaltung der Ernährungsvorschriften erforderlich.

- **Psychologische und emotionale Faktoren:**Gewichtsverlust durch eine bariatrische Operation kann erhebliche Auswirkungen auf das Körperbild und das Selbstwertgefühl einer Person haben. Um sich an körperliche Veränderungen anzupassen und ein gesundes Verhältnis zum Essen aufzubauen, ist möglicherweise eine kontinuierliche psychologische Unterstützung und Beratung erforderlich.

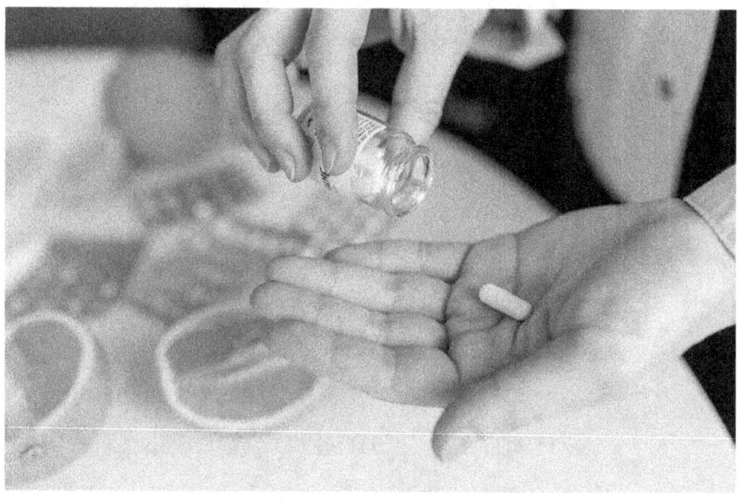

Mangel Ergänzung

Sektion 8
Umkehrung der bariatrischen Chirurgie

Eine bariatrische Operation wird typischerweise als dauerhafter Eingriff angesehen. Es gibt jedoch einige Umstände, unter denen eine bariatrische Operation rückgängig gemacht werden kann.

- **Magenband:** Beim Magenband handelt es sich möglicherweise um eine reversible bariatrische Operation, bei der der Chirurg ein verstellbares Band um den Magen legt. Ein Chirurg kann das Band operativ entfernen und so den Magen wieder auf seine natürliche Größe bringen. Sie sollten sich jedoch darüber im Klaren sein, dass das Entfernen des Magenbandes keine Garantie dafür ist, dass Sie wieder Ihr Gewicht oder Ihren Gesundheitszustand vor der Operation erreichen.

- **Magenbypass:** Der Magenbypass ist eine chirurgische Behandlung, die die Anatomie des Verdauungssystems verändert. Die Umkehrung des Magenbypasses ist ein technisch schwieriges Verfahren, das aufgrund möglicher Komplikationen und geringer Erfolgsraten häufig nicht empfohlen wird. Zu den Umdrehtechniken kann das Zurücksetzen chirurgischer Veränderungen in ihrer ursprünglichen Form gehören, obwohl sie riskanter sind und möglicherweise nicht die gewünschten Ergebnisse liefern.

Berücksichtigung von Faktoren für die Umkehrung einer bariatrischen Chirurgie

Die Umkehrung einer bariatrischen Operation erfordert die gründliche Untersuchung und Berücksichtigung verschiedener Aspekte durch ein Team medizinischer Spezialisten. Die Operation selbst hat Auswirkungen auf die Lebensqualität. Im Folgenden sind einige der Faktoren aufgeführt, die Ärzte berücksichtigen:

- **Individuelle Umstände:** Umkehr Entscheidungen werden durch eine Vielzahl von Situationen bestimmt. Dazu gehören der genaue bariatrische Eingriff, der allgemeine Gesundheitszustand des Patienten und die Gründe für die Rückabwicklung des Eingriffs. Es ist wichtig, die Machbarkeit und mögliche Gefahren gemeinsam mit einem auf bariatrische Chirurgie spezialisierten Arzt zu prüfen.

- **Gewichtskontrolle:** Die Umkehrung einer bariatrischen Operation gewährleistet nicht die Rückkehr zum Gewicht vor der Operation. Personen, die über eine Umkehrung nachdenken, sollten über eine Strategie zur Gewichtskontrolle sowie einen Plan zur Lösung aller zugrunde liegenden Bedenken verfügen, die zur ersten Operation geführt haben.

- **Emotionales und psychisches Wohlbefinden:** Die Umkehrung einer bariatrischen Operation kann emotionale und psychische Folgen haben. Es ist wichtig, dass genügend Unterstützungsmechanismen vorhanden sind. Es wird auch eine Beratung empfohlen, um den potenziellen Einfluss auf das Körperbild, das Selbstwertgefühl und das geistige Wohlbefinden zu bewältigen.

Schließlich betrachten Ärzte die bariatrische Chirurgie oft als einen dauerhaften Eingriff, bei dem nur bestimmte Formen, wie zum Beispiel das Magenband, theoretisch reversibel sind. Die Umkehrung invasiver Operationen wie eines Magenbypasses birgt größere Risiken und führt möglicherweise nicht zu den gewünschten Ergebnissen. In seltenen Fällen kann die Operation zum Tod führen. Um Ihre Alternativen zu prüfen und eine fundierte Entscheidung zu treffen, ist eine Konsultation mit einem auf bariatrische Chirurgie spezialisierten Arzt erforderlich.

Abschnitt 9

Bevor Sie sich einer bariatrischen Operation unterziehen, stellen Sie Ihrem Arzt diese Fragen.

Sie müssen verstehen, dass jeder Fall einzigartig ist und ein Arzt die beste Person ist, um die beste Vorgehensweise zu wählen. Wenn Sie über eine bariatrische Operation nachdenken, sollten Sie Ihrem Arzt viele wichtige Fragen stellen, um eine fundierte Entscheidung zu treffen. Wenn Ihr Arzt eine bariatrische Operation anbietet, stellen Sie ihm folgende Fragen:

Was sind die Vor- und Nachteile der bariatrischen Chirurgie?

Jede Operation unterscheidet sich von der nächsten. Es ist wichtig, die potenziellen Gefahren und Nebenwirkungen der Operation sowie die erwarteten Vorteile in Bezug auf Gewichtsverlust und Gesundheitsverbesserungen zu verstehen. Sprechen Sie daher mit Ihrem Arzt darüber und stellen Sie sicher, dass Sie die potenziellen Vorteile und Risiken verstehen.

Welche bariatrische Operation wird mir empfohlen?

Basierend auf Ihrer Krankengeschichte, Ihrem Body-Mass-Index (BMI) und Ihren persönlichen Vorlieben kann Ihr Arzt Sie über die für Sie beste Form der bariatrischen Operation beraten.

Wie hoch ist der zu erwartende Gewichtsverlust nach der Operation?

Die Erwartungen an eine Gewichtsabnahme unterscheiden sich je nach Art der Operation. Daher ist es wichtig, eine realistische Vorstellung davon zu haben, was zu erwarten ist.

Wie verläuft der Genesungsprozess?

Sie sollten sich über den Rehabilitationsprozess im Klaren sein, einschließlich der Dauer des Krankenhausaufenthalts, der erforderlichen arbeitsfreien Zeit und etwaigen Einschränkungen bei körperlicher Aktivität oder Ernährung.

Was sind die langfristigen Ziele und Anforderungen nach der Operation?

Eine bariatrische Operation ist ein langfristiges Unterfangen und es ist wichtig zu verstehen, welche Modifikationen erforderlich sind, um den

Gewichtsverlust aufrechtzuerhalten und etwaige gesundheitliche Probleme in den Griff zu bekommen.

Welche Ernährungsbedürfnisse gelten nach der Operation?

Nach der Operation müssen Sie höchstwahrscheinlich erhebliche Änderungen Ihrer Ernährung vornehmen. Daher ist es wichtig zu wissen, welche Lebensmittel Sie essen dürfen und welche nicht und welche Nahrungsergänzungsmittel möglicherweise erforderlich sind.

Wie sieht das Unterstützungssystem nach der Operation aus?

Nach der Operation ist es von entscheidender Bedeutung, über ein Unterstützungssystem zu verfügen, das den Zugang zu Gesundheitsspezialisten, Selbsthilfegruppen und Beratungsdiensten umfasst.

Dies sind nur einige der Dinge, die Sie Ihren Arzt vor einer bariatrischen Operation fragen sollten. Es ist wichtig, ein offenes und ehrliches Gespräch mit Ihrem Arzt zu führen, um die Risiken und Vorteile des Verfahrens vollständig zu verstehen und eine fundierte Entscheidung zu treffen.

Abschluss

Zusammenfassend lässt sich sagen, dass die bariatrische Chirurgie eine lebensverändernde Entscheidung für Menschen sein kann, die an schwerer Fettleibigkeit und damit verbundenen Gesundheitsproblemen leiden. Es sorgt für eine langfristige Gewichtsabnahme und bietet die Möglichkeit, damit verbundene Erkrankungen zu beheben. Dennoch gibt es Gefahren wie chirurgische Probleme, Ernährungsdefizite und die Notwendigkeit fortlaufender psychologischer Hilfe. Bevor Sie sich für eine bariatrische Operation entscheiden, ist es am besten, einen Arzt aufzusuchen, um die Eignung für eine Operation zu ermitteln und die Vor- und Nachteile auf der Grundlage spezifischer Umstände gründlich abzuwägen.

FAQ zur bariatrischen Chirurgie

Gibt es Auswirkungen einer bariatrischen Operation auf die Nierengesundheit?

Obwohl sich eine bariatrische Operation nicht direkt auf die Nierengesundheit auswirkt, kann sie indirekte Vorteile haben. Fettleibigkeit und bestimmte Gewichts Bedingte Krankheiten können zu Nierenproblemen führen. Eine bariatrische Operation kann einige damit verbundene

Risikofaktoren reduzieren Zu Nierenerkrankungen, indem es den Gewichtsverlust erleichtert und die allgemeine Gesundheit verbessert.

Ist eine bariatrische Chirurgie für die Diabetesbehandlung von Vorteil?

Ja. Diabetespatienten können von einer bariatrischen Operation enorm profitieren, indem sie ihr Krankheitsmanagement verbessern. Der Eingriff führt häufig zu einem erheblichen Gewichtsverlust, was zu einer besseren Blutzuckerkontrolle und einer geringeren Abhängigkeit von Diabetikern Medikamenten führen kann.

Hat eine bariatrische Operation Auswirkungen auf die Lebergesundheit?

Es hat sich gezeigt, dass eine bariatrische Operation die Lebergesundheit verbessert. Es hat sich als vorteilhaft bei der Behandlung der nichtalkoholischen Fettlebererkrankung (NAFLD) und der nichtalkoholischen Steatohepatitis (NASH) erwiesen. Ein Gewichtsverlust infolge der Operation kann zur Reduzierung von Leberfett und Entzündungen beitragen.

Wie kann sich eine bariatrische Operation auf den Cholesterinspiegel von Patienten auswirken?

Im Hinblick auf die Senkung erhöhter Cholesterinwerte hat die bariatrische Chirurgie vielversprechende Ergebnisse gezeigt. Die Technik kann zu Gewichtsverlust und Veränderungen der Stoffwechselfunktion beitragen, was zu einem niedrigeren LDL-Cholesterinspiegel (oft als „schlechtes" Cholesterin bezeichnet) und einem höheren HDL-Cholesterinspiegel (normalerweise als „gutes" Cholesterin bezeichnet) führt.

Wie kann sich eine bariatrische Operation auf die Knochengesundheit auswirken?

Eine bariatrische Operation kann Auswirkungen auf die Knochengesundheit haben, insbesondere bei adipösen Menschen. Ein schneller Gewichtsverlust nach einer Operation kann das Risiko eines Knochendichteverlusts und eines Kalziummangels erhöhen. Die Auswirkungen auf die Knochengesundheit können jedoch durch die richtige Überwachung und Nachsorge nach der Operation, einschließlich der Verschreibung von Vitaminen und Mineralstoffen, Bewegung und einer ausgewogenen Ernährung, verringert werden.

Ist es möglich, nach einer bariatrischen Operation schwanger zu werden?

Laut einigen Untersuchungen kann Gewichtsverlust durch eine Operation die Fortpflanzungsfunktion bei Frauen mit durch Fettleibigkeit bedingter Unfruchtbarkeit verbessern, die individuellen Reaktionen sind jedoch unterschiedlich. Eine bariatrische Operation kann die Schwangerschaftsergebnisse verbessern, indem sie Risiken wie Schwangerschaftsdiabetes und Bluthochdruck Erkrankungen senkt. Frauen, die erwägen, nach einer bariatrischen Operation ein Kind zu bekommen, sollten einer fachärztlichen Behandlung, Ernährungsüberwachung und sorgfältiger Überwachung Vorrang geben, um eine gesunde und erfolgreiche Schwangerschaft zu gewährleisten.

Die bariatrische Chirurgie, eine Methode zur Gewichtsreduktion bei chronisch fettleibigen Menschen, erfreut sich in den letzten Jahren zunehmender Beliebtheit. Es gibt Hinweise darauf, dass eine bariatrische Operation bei PCOS für die Gesundheit von Frauen hilfreich sein kann. Es bestehen jedoch auch Bedenken hinsichtlich der möglichen Auswirkungen einer bariatrischen Operation auf Empfängnis, Schwangerschaft und andere Fortpflanzungsfunktionen. In diesem Beitrag schauen wir uns an, wie sich eine bariatrische Operation auf die Schwangerschaft auswirkt. Wir werden sehen, wie sich dies auf den Schwangerschaftsverlauf und die Gesundheit von Müttern auswirkt.

Hat eine bariatrische Operation einen Einfluss auf den Schwangerschaftsausgang?

Es wurden Bedenken hinsichtlich möglicher Schwangerschaftsprobleme nach einer Operation zur Gewichtsreduktion geäußert. Für diejenigen, die nach der Operation eine Schwangerschaft in Betracht ziehen, ist es von entscheidender Bedeutung, zu verstehen, wie sich eine bariatrische Operation auf die Gesundheit von Mutter und Fötus auswirken kann.

Untersuchungen zufolge kann eine bariatrische Operation einen guten Einfluss auf den Schwangerschaftsausgang haben. Schwangere Frauen, die sich einer bariatrischen

Operation unterziehen, haben möglicherweise ein geringeres Risiko für Schwangerschaftsdiabetes, Bluthochdruck, Erkrankungen, Präeklampsie und für das Gestationsalter zu große Kinder. Darüber hinaus haben Frauen nach einer bariatrischen Operation möglicherweise eine bessere Kontrolle über ihre Gewichtszunahme während der Schwangerschaft, was sowohl der Mutter als auch dem Baby zugute kommt.

Welche Vorsichtsmaßnahmen sollten Frauen nach einer bariatrischen Operation während der Schwangerschaft treffen?

Für eine gesunde Schwangerschaft müssen Frauen, die sich einer bariatrischen Operation unterzogen haben und eine Schwangerschaft planen, bestimmte Vorsichtsmaßnahmen treffen. Die Berücksichtigung der Ernährungsbedürfnisse und etwaiger Nährstoffdefizite ist für das Wohlbefinden von Mutter und Kind von entscheidender Bedeutung. Frauen, die nach einer bariatrischen Operation schwanger werden, sollten eine fachärztliche Behandlung durch Gesundheitsdienstleister erhalten, die sich mit der Behandlung von Schwangerschaften nach einer bariatrischen Operation auskennen. Um die Ergebnisse zu optimieren und potenzielle Gefahren zu minimieren, sind eine regelmäßige Sauerstoffüberwachung, eine Vitamin- und Mineralstoffergänzung sowie eine sorgfältige Überwachung der Gewichtszunahme während der Schwangerschaft unerlässlich.

Beeinträchtigt eine bariatrische Operation die Lebensqualität?

Die bariatrische Chirurgie ist eine gängige Methode zur Gewichtsreduktion bei schwerer Fettleibigkeit und beeinträchtigt das physische, psychische und soziale Leben der Patienten. Während das Abnehmen die körperliche Gesundheit verbessert, können mögliche Folgen die Ausübung regelmäßiger Aktivitäten beeinträchtigen. Zu den psychologischen Vorteilen gehört ein gesteigertes Selbstwertgefühl, es können jedoch auch emotionale Schwierigkeiten auftreten. Veränderungen im Aussehen und in den Essgewohnheiten können sich auf die sozialen Interaktionen auswirken und zu vielfältigen sozialen Erfahrungen nach einer Operation führen.

Die bariatrische Chirurgie ist ein chirurgischer Eingriff bei schwerer Fettleibigkeit, der sich als wirksames Mittel zur Gewichtsabnahme und Verbesserung der allgemeinen Gesundheit zunehmender Beliebtheit erfreut. Während eine bariatrische Chirurgie das Gewicht reduzieren und durch Fettleibigkeit bedingte Gesundheitsprobleme beheben kann, kann sie erhebliche Auswirkungen auf das Leben des Patienten haben. In diesem Aufsatz werden wir den Zusammenhang zwischen bariatrischer Chirurgie und Lebensqualität untersuchen und uns dabei auf die physischen, psychischen und sozialen Aspekte konzentrieren.

Wie wirkt sich eine bariatrische Operation auf die körperliche Lebensqualität aus?

Das körperliche Wohlbefinden und die Fähigkeit der Patienten, alltägliche Aufgaben zu erledigen, werden durch eine bariatrische Operation stark beeinträchtigt und ihre Lebensqualität verringert. Gewichtsverlust durch bariatrische Chirurgie kann die Beweglichkeit verbessern, Gelenkbeschwerden reduzieren und durch Fettleibigkeit bedingte Krankheiten beheben. Allerdings können bestimmte postoperative Probleme und Anpassungen die Fähigkeit des Patienten, einen aktiven Lebensstil zu führen, einschränken. Das heißt, bei manchen Menschen kann es zu vorübergehenden postoperativen Hindernissen wie Ernährungsumstellungen und möglichen Komplikationen kommen, die sich kurzfristig auf ihre Lebensqualität auswirken können.

Wie kann sich eine bariatrische Operation auf die psychische Lebensqualität auswirken?

Die bariatrische Chirurgie hat erhebliche Auswirkungen auf das psychische Wohlbefinden und die psychische Gesundheit der Patienten. Es verbessert das psychische Wohlbefinden der Patienten. Schwere Fettleibigkeit hat erhebliche Auswirkungen auf die psychische Gesundheit und führt zu psychischen Belastungen, Schwierigkeiten beim Körperbild und einem geringen Selbstwertgefühl. Ein erheblicher Gewichtsverlust führt häufig zu einem gesteigerten Selbstwertgefühl und Körperbild sowie zu einer Verringerung der mit Fettleibigkeit verbundenen Symptome von Traurigkeit und Angst, was alles zu einer

Verbesserung der Lebensqualität führt. Einige Patienten können jedoch aufgrund körperlicher Veränderungen und der Anpassung an ihren neuen Lebensstil nach einer bariatrischen Operation mit psychischen Schwierigkeiten konfrontiert sein, was die Bedeutung postoperativer psychologischer Unterstützung unterstreicht.

Wie funktioniert bariatrische Chirurgie? Beeinflusst die Qualität des sozialen Lebens?

Auch die soziale Lebensqualität wird durch eine bariatrische Operation beeinträchtigt. Veränderungen des Aussehens und der Essgewohnheiten nach der Operation können Auswirkungen auf die sozialen Interaktionen, Beziehungen und das allgemeine Zugehörigkeitsgefühl der Patienten haben. Die Auswirkungen einer bariatrischen Operation auf soziale Interaktionen können vielfältig sein. Während einige Patienten aufgrund ihres gesteigerten Selbstvertrauens und Wohlbefindens von größeren sozialen Interaktionen profitieren können, fällt es anderen möglicherweise schwer, sich an gesellschaftliche Ereignisse wie Essen zu gewöhnen oder mit den Reaktionen von Freunden und Familie umzugehen. Selbsthilfegruppen und Therapie können sehr hilfreich sein, um Patienten bei der Bewältigung dieser Veränderungen und der Aufrechterhaltung eines positiven sozialen Lebens zu unterstützen.

Nachfolgend finden Sie einige Erfolgsgeschichten von Empfängern bariatrischer Chirurgie

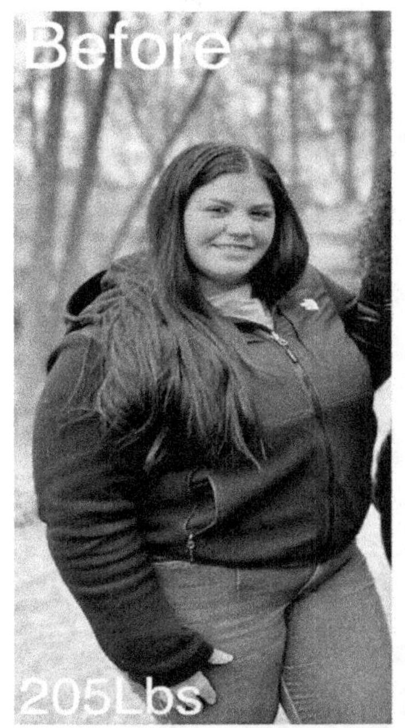

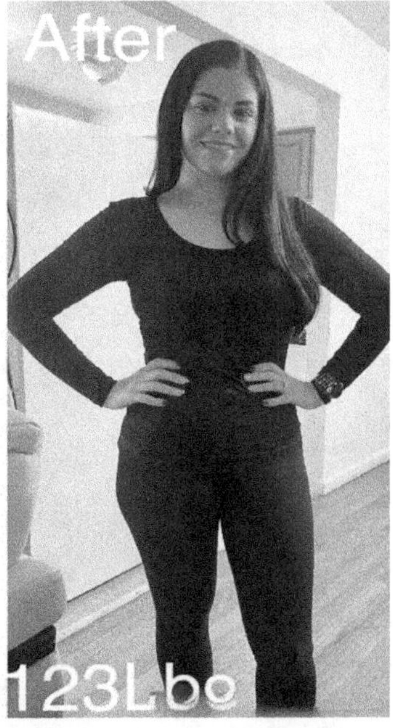

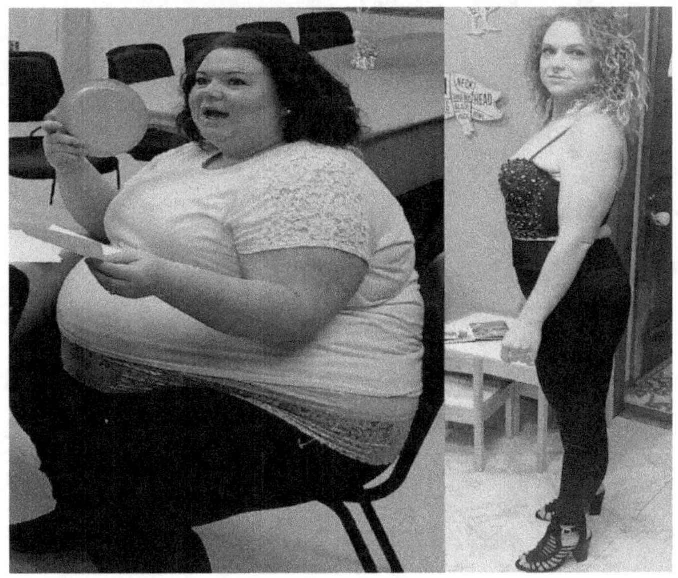

www.ingramcontent.com/pod-product-compliance
Lightning Source LLC
Chambersburg PA
CBHW060856260726
48661CB00008B/3295